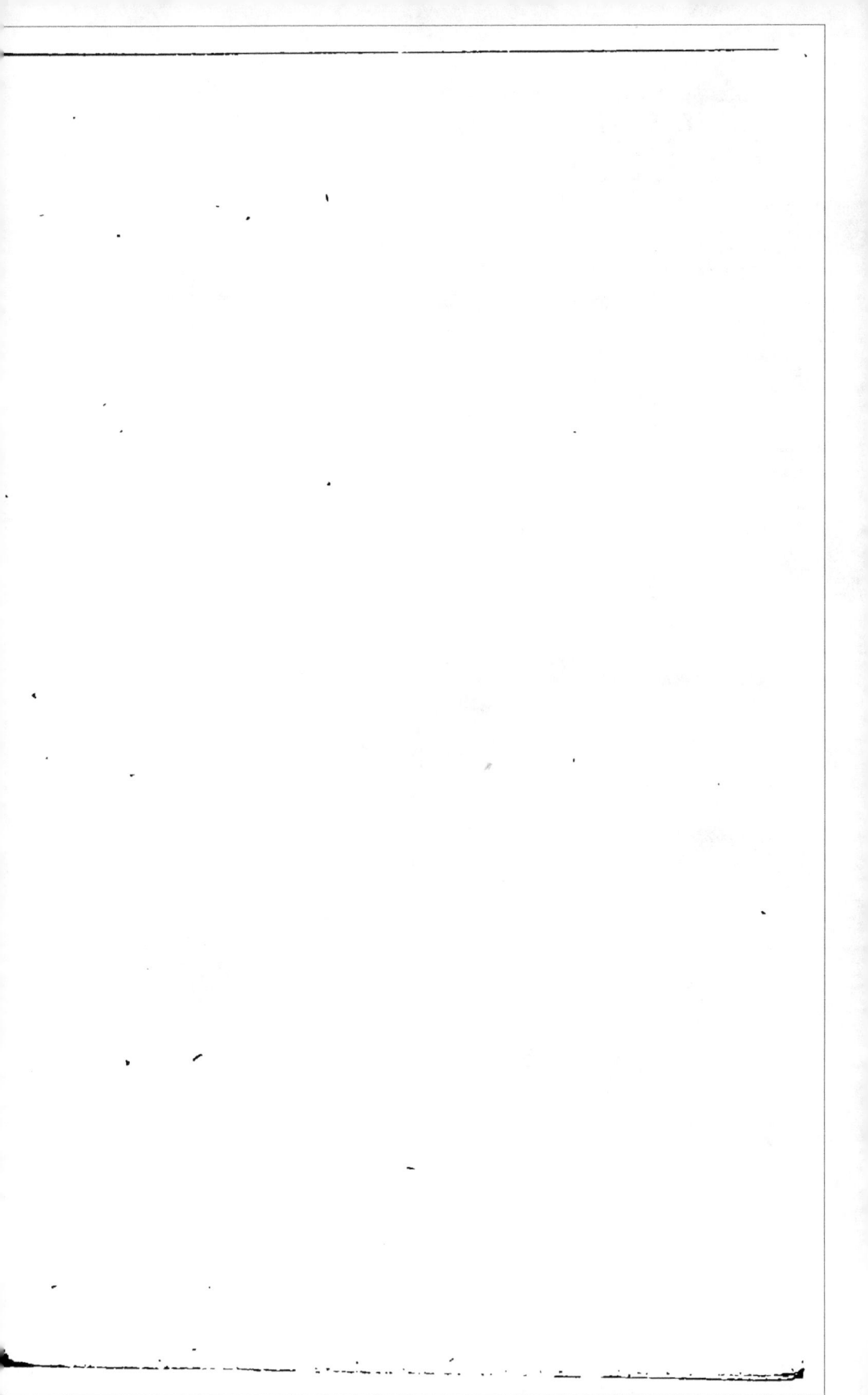

PUBLICATIONS POPULAIRES

19, RUE BLOTTIÈRE

PARIS.

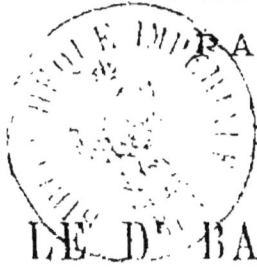

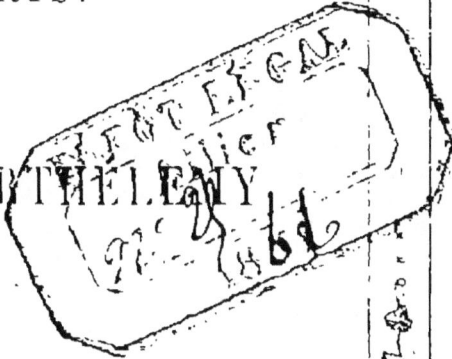

LE Dr BARTHÉLEMY

L'HYGIÈNE

VICHY

IMPRIMERIE WALLON, PRÈS LA GARE.

—

1866

PUBLICATIONS POPULAIRES
19, RUE BLOTTIÈRE.
PARIS.

LE Dr BARTHÉLEMY

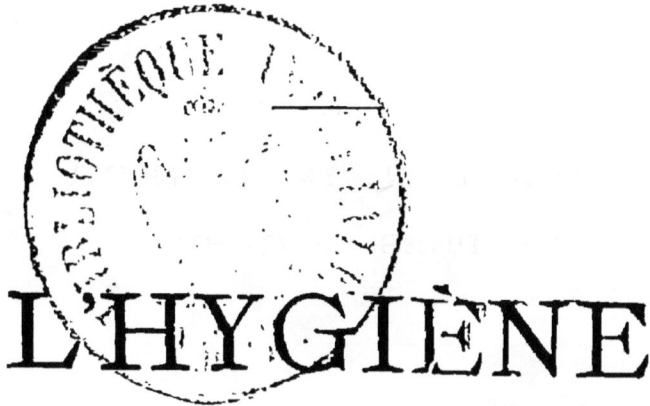

L'HYGIÈNE

VICHY

WALLON, IMPRIMEUR

PRÈS LA GARE.

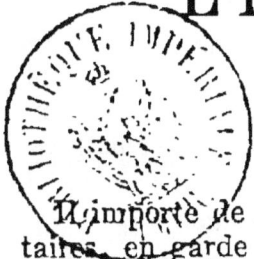

L'HYGIÈNE

Il importe de mettre les ouvriers, les prolétaires, en garde contre des entraînements irréfléchis, contre l'envie, contre l'ivresse de certains mots : qu'ils sachent qu'on ne peut s'élever que par le travail et l'éducation ; que le peuple sache aussi et avant tout que l'inégalité de fortune, d'esprit, de valeur personnelle est un mal incurable, inhérent à notre nature et qu'on ne peut pas la supprimer. Voulez-vous monter ? Ayez des lumières et soyez vertueux. Voilà les termes pratiques et sauveurs ; et en dehors de là, il n'y a ni ordre, ni justice.

Après avoir démontré ces vérités dans nos autres publications populaires, nous venons aujourd'hui donner quelques conseils d'hygiène.

L'hygiène est l'art de prévenir les maladies.

La première règle de l'hygiène, c'est la bonne conduite. Généralement, les gens qui ne font pas d'excès se portent bien.

Le droit chemin est le plus sûr et le meilleur.

. L'hygiène est la sœur du travail et la mère de la propreté.

RÉGIMES ET PRÉCAUTIONS SUIVANT LES SAISONS.

Hiver. — *Nourriture.* — Consommer, à un repas surtout, de la viande, des aliments gras, des boissons alcooliques, des féculents. L'observation des préceptes du carême convient presque à tous les estomacs.

Habitations. — Chauffées. Tenir autant que possible les appartements à une température régulière. Mais il est bon de ventiler les chambres, de renouveler l'air au moins une fois par jour. Le chauffage au poêle doit être surveillé. Ne fermez jamais la clef d'un poêle pour conserver la braise; il y a eu un bon nombre d'asphyxies qui ont été produites de cette façon.

Vêtements. — Chauds, d'étoffes de laine, peu serrés autour du corps afin de ne point gêner les mouvements, très-utiles, en hiver.

Exercice. — Actif. — Un bain chaud 40°, tous les quinze jours, est bon. Se frotter vigoureusement avec une étoffe rugueuse pour débarassr la peau de ses impuretés.

Printemps. — *Nourriture.* — Comme en hiver.

Habitations. — Chauffées autant que possible, surtout en temps de dégel, pluie ou brouillard. Le froid de la gelée est moins pernicieux à la santé que le froid humide.

Vêtements. — Chauds. Il ne faut quitter le gilet de flanelle que dans les premiers jours de juin ; mais il faut le quitter pour le reprendre au mois de septembre. Le bon effet de l'application de la flanelle sur le corps n'est souvent dû qu'à son usage alternatif.

Exercice. — Complet ; gymnastique, courses et promenades. — Un purgatif léger au printemps, au moment où l'on se sent un peu mal à l'aise, est excellent ; un verre d'eau minérale naturelle de Sedlitz, par exemple. L'usage de la tisane de chicorée sauvage pendant huit jours ou de petite centaurée produit un effet analogue.

Été. — *Nourriture.* — Plus spécialement composée de substances végétales. Eviter les excès. Les boissons alcooliques sont mauvaises en été lorsque l'on en abuse. Les boissons glacées après un exercice violent ne sont pas moins dangereuses. Eviter l'usage des fruits verts, les repas faits exclusivement avec de la salade et des fruits. Les infusions de café froid léger ou de thé noir sont d'un bon usage. Les boissons gazeuses, les eaux minérales naturelles utiles. Elles évitent les dérangements de corps produits par certaines natures d'eaux malsaines.

Habitations. — Aérées, et surtout fréquemment nettoyées.

Vêtements. — Larges et légers ; se couvrir la tête pour se protéger contre le soleil.

Exercice. — Modéré. La natation est un excellent exercice d'été. Eviter le refroidissement.

Automne. — *Nourriture.* — Eviter tout
écart de régime dans cette saison.

Les excès sont funestes.

Les vendanges, qui se font dans cette saison,
la fabrication du vin, sont l'occasion de nombreux cas de diarrhée et même de choléra spo-
radique. Le vin doux, le cidre, le poiré, les
eaux-de-vie de grain ne devront donc être pris
qu'avec ménagements. Le régime alimentaire de
l'hiver sera repris peu à peu, grâce au gibier
qui est abondant dans cette saison.

Habitations. — Aérées, chauffées aux premiers
froids.

Vêtements. — Chauds et en laine.

Exercice. — Les voyages, au commencement
de cette saison et à la fin de l'été, sont un bon
exercice. La chasse offre des avantages, mais
elle entraîne quelques accidents ; les pluies de
l'automne ont donné bien des rhumatismes à
des chasseurs ou des pêcheurs intrépides.

Tous ces principes généraux sont d'une excellente application, mais il y en a qui, pour
être mis à exécution, exigent une fortune assez
grande. Pour ceux qui sont dans des conditions
moins avantageuses, qu'ils tâchent, par des
moyens économiques, de suppléer aux voyages,
par exemple, par des excursions répétées dans

les bois, dans les campagnes ; qu'ils s'exercent à la course, à la lutte, l'escrime et le bâton. Aux employés, une course, une promenade avant d'entrer dans leur bureau est salutaire ; pour les ouvriers en chambre, il en est de même. La recommandation d'éviter les excès est générale et s'applique à tout le monde, et surtout aux gens très-riches comme aux gens très-pauvres, car les uns et les autres ont beaucoup de côtés communs, par cela même qu'ils sont aux deux extrêmes de la société. Les différences dans les excès ne portent que sur la qualité des substances qu'ils consomment et le luxe de leurs objets de plaisirs ; les gens très-riches et les gens très-pauvres sont exposés aux mêmes dangers lorsqu'ils sortent de la vie commune.

RÈGLES HYGIÉNIQUES

A OBSERVER POUR CHAQUE TEMPÉRAMENT

Afin d'éviter les maladies qui en sont les conséquences.

Tempérament sanguin. — 1° Ne pas prendre l'habitude des émissions sanguines, car les saignées deviennent alors une nécessité. 2° Alimentation saine, médiocrement abondante et peu excitante. 3° Exercice fréquent et violent, dans de certaines limites cependant ; éviter les boissons stimulantes, le café noir et les alcooliques. 4° La chaleur, les appartements étroits et peu aérés doivent être évités avec soin, afin de prévenir les congestions cérébrales.

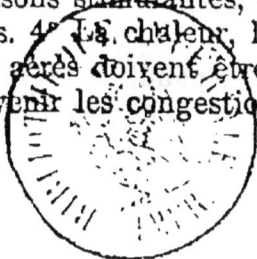

Tempérament nerveux.— 1° Eviter autant que possible les causes morales qui agissent sur le système nerveux. Chasser de la pensée toutes les idées noires. 2' Pas de régime débilitant. 3° Bains fréquents. 4" Exercice modéré, mais assez énergique. Substituer l'activité physique à l'activité intellectuelle. Mener à la campagne une vie active et laborieuse.

Tempérament lymphatique. — 1° Respirer un air pur et suffisamment renouvelé. Habitation sèche, aérée et saine. Habitation dans les montagnes. 2" Exercice régulier suffisant, en rapport avec les forces. 3° Alimentation saine, abondante, plus de viande que de végétaux. 4" Eviter l'humidité. 5° Combattre les affections dès le début. Pas de purgatifs répétés. Prescrire de bonne heure des toniques et l'huile de foie de morue.

Tempérament bilieux.—1° Sobriété habituelle. Eviter les excès de table, les boissons alcooliques. 2° Prendre beaucoup d'exercice. 3" Fuir les émo-tions morales trop vives. 4° Eviter la consti-pation.

Tous les tempéraments peuvent être changés. 'hygiène peut atteindre ce but, et l'observation es préceptes précédents en donne les moyens.

DES BOISSONS.

Le *vin* est d'un usage répandu en France, 1s quelques campagnes on en boit à peine, mais dans les villes il s'en consomme en excès. La ration inoffensive de vin ne doit pas dépasser un cinquième de litre par repas.

La *bière* vient après le vin pour la bonté, et même, sous certain rapport, elle est supérieure au vin. Outre qu'elle renferme moins d'alcool, elle contient des matières nutritives analogues à celle qui sont renfermées dans le pain. Il a été constaté que un kilo de bière nourrit presque autant qu'un pain de 5 centimes. A un repas, on peut consommer jusqu'à un demi-litre de bière. Les bières françaises ne contiennent environ que 3 pour 100 d'alcool. Les bières anglaises sont plus riches en alcool, environ 5 à 7 pour 100. On devra donc boire un peu moins des secondes.

Le *cidre* et le *poiré* sont bons pour ceux qui en ont une longue habitude. Ils peuvent être pris à la quantité de 400 grammes par repas. Les personnes étrangères au pays ne doivent en consommer que la moitié. La piquette rend des services aux individus qui se livrent à des exercices très-laborieux.

Les *eaux-de-vie*, le *rhum*, le *tafia*, les *liqueurs spiritueuses* ne doivent être consommées qu'en très-petite quantité ; mélangées avec de l'eau, elles n'ont pas moins d'inconvénients. Tous les désordres de la maladie des ivrognes appelée *alcoolisme*, survenant après des excès d'eau-de-vie, sont plus graves que ceux qui résultent des excès de vins blancs et de vins rouges.

DIGESTION

La plus grande cause des mauvaises digestions provient d'un défaut de mastication suffisante ; d'où on peut conclure que tout individu qui mâche incomplètement ses aliments par suite du mauvais état de ses dents ou de maladie des gencives empêchant la salivation, obligatoirement digère mal.

Mais il faut distinguer dans la nourriture :

Celle animale et celle végétale ne nécessitent pas la même mastication.

La seconde a besoin, pour être digérée, d'une très-grande salivation ; aussi, pour les enfants, est-il nécessaire de leur donner des aliments préalablement mâchés et par suite insalivés, mais comme il y a quelque chose de repoussant en peut mélanger 16 grammes de farine de froment, 16 grammes de farine de malt et 37 centigrammes de bicarbonate de soude, 32 grammes d'eau et 166 grammes de lait de vache, et on obtient une excellente nourriture pour les enfants.

Pour la viande, la mastication est moins importante, elle se digère dans l'estomac.

Partant de cette idée, nous allons donner quelques avis hygiéniques au sujet de la mastication des substances végétales et animales.

Aux personnes qui ont des digestions pénibles par suite du mauvais état des dents ou de l'intérieur de la bouche, nous dirons : Usez d'une nourriture *mixte*, plutôt animale que végétale, et astreignez-vous à macher avec beaucoup de soin et beaucoup de lenteur ; n'avalez qu'au moment où la nourriture est devenue presque complétement liquide.

Et aux personnes qui ont des digestions pénibles, déterminées par une mastication trop précipitée, nous dirons : Puisqu'il ne vous est pas possible de mâcher assez longtemps vos aliments, nourrissez-vous presque exclusivement de viande. Ce précepte est particulièrement applicable aux personnes qui voyagent fréquemment en chemin de fer, où le peu de temps qu'on accorde pour les repas est une cause de dyspepsie. Les voyageurs, en quittant les buffets, étouffent ; ils éprouvent des pesanteurs d'estomac, des borborismes, etc., en un mot, ils sont momentanément dyspeptiques. Or, l'expérience nous a depuis longtemps appris que l'on évite totalement ces accidents morbides en observant le régime alimentaire que nous venons d'indiquer, c'est-à-dire en se nourrissant presque exclusivement de viande.

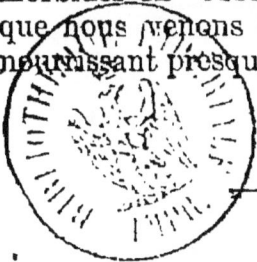

UTILITÉ DE L'USAGE

EAUX MINÉRALES NATURELLES

EN GÉNÉRAL.

Au point de vue du goût, de l'hygiène et de la santé, l'usage des Eaux minérales naturelles tend de plus en plus à se généraliser. C'est une conséquence naturelle de l'augmentation des centres de population, dont les eaux deviennent de moins en moins potables, hygiéniquement et gastronomiquement parlant : chacun sait, en effet, que les filtres publics et domestiques sont insuffisants pour retirer des eaux toutes matières insalubres qu'y mélangent constamment l'industrie et les usages domestiques ; on peut même ajouter que les filtres mal entretenus sont eux-mêmes une nouvelle cause d'altération.

Pour obvier à ces inconvénients, quelques personnes se servent d'Eaux minérales factices ; or, ce sont les eaux dont nous venons de parler qui servent à la fabrication de ces boissons.

Il est donc tout simple que l'usage des Eaux minérales naturelles à titre d'EAUX DE TABLE, comme Condillac, Saint-Galmier, Châteldon, Saint-Alban, Schwalheim, Seltz, tende de plus en plus à se généraliser.

La Compagnie de Vichy se charge d'expédier toutes les Eaux naturelles.

UTILITÉ

DES

EAUX DE VICHY

L'action bienfaisante de ces Eaux se manifeste non-seulement dans les affections concernant les organes digestifs, mais dans toutes les maladies chroniques des organes abdominaux.

Ces Eaux minérales en rendant le sang plus alcalin, lui font perdre une partie de sa coagulabilité ; il se meut alors avec plus de liberté dans ses canaux, et c'est par cette propriété que ces eaux sont souveraines dans tous les cas d'engorgement et d'obstruction des viscères.

Ces Eaux doivent figurer aussi sur la table des personnes bien portantes; leur usage évite souvent les malaises d'estomac après le repas.— C'est ce qui explique l'usage de ces Eaux minérales se propageant chez toutes les nations civilisées.

Quiconque a trouvé la santé en buvant les Eaux de Vichy aux sources mêmes, doit presque toujours en continuer l'emploi en revenant au régime habituel de la famille.

La dose ordinaire des Eaux de Vichy est de une à deux bouteilles par jour. Elles peuvent se boire, pendant les repas, pures ou mélangées avec le vin.

SOURCES
DE L'ÉTABLISSEMENT THERMAL
DE
VICHY

Grande-Grille (42o). Engorgement du foie et de la rate, obstructions viscérales, calculs biliaires etc.

Hôpital (31o). Affections des voies digestives, pesanteur d'estomac, digestion difficile, inappétence, gastralgie, dyspepsie — Convient aux malades délicats.

Célestins (14o) Affections des reins, de la vessie, gravelle, calculs urinaires, goutte, diabète, albuminurie.

Hauterive (15o). Prescrite comme l'eau des Célestins. Souveraine contre les affections des reins, de la vessie, contre la gravelle, les calculs urinaires, la goutte, le diabète, l'albuminurie. *Cette source est la plus propre à remplacer a distance l'eau de Vichy qui ne peut être prise sur place.*

Mesdames (16o). TRÈS-FERRUGINEUSE. Fleurs blanches, convalescence difficile, adynamie. Elle convient aux tempéraments nerveux, qui ont besoin tout à la fois d'une médication fortifiante et sédative.

Puits-Chomel 43o). Prescrite plus spécialement aux personnes atteintes de catarrhe pulmonaire, de dyspnée nerveuse ou simplement de susceptibilité des organes respiratoires.

Sources Lucas (23o). Ces sources se rapprochent beaucoup de celles des *Célestins* et peuvent être employées avec avantage pour les mêmes maladies; elles sont appliquées avec succès, soit à l'intérieur, soit en lotions dans certains cas de maladies cutanées.

AVIS

Les Eaux s'expédient par Caisse de 50 bouteilles ou demi-bouteilles, emballage *franco*.—Emballage en paillons tressés, 1 fr. de plus par Caisse. Ces emballages peuvent resservir indéfiniment.

Bien spécifier le nom de la source et la nature de l'emballage dans la lettre de de demande.

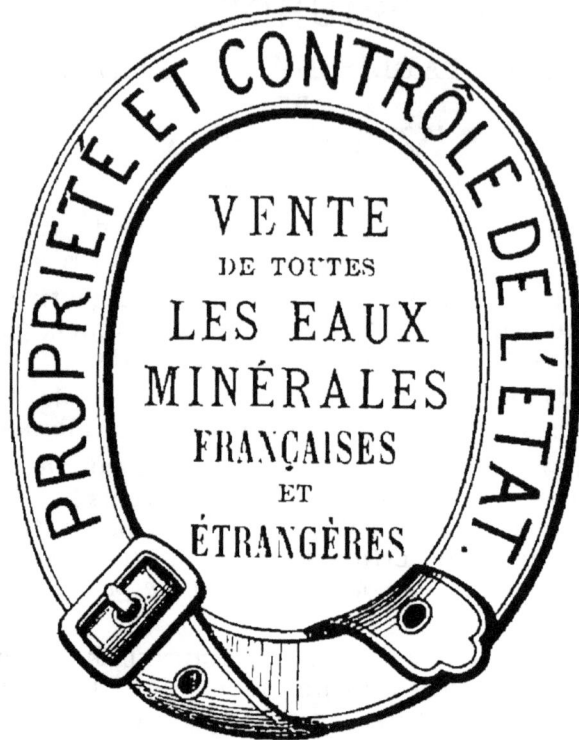

EAU MINÉRALE NATURELLE
DE
VICHY

GRANDE-GRILLE
CÉLESTINS — HOPITAL — HAUTERIVE

PRIX DE LA CAISSE DE 50 BOUTEILLES
RENDUE A DOMICILE

Sur toute commande accompagnee d'un mandat sur la poste ou sur Paris, ou de timbres-poste. L'envoi contre remboursement est en outre grevé des frais de retour d'argent.

à VICHY, 30 fr. | à PARIS, 35 fr.

Amiens .. 37 50	Laon..... 40 »	Limoges... 3 50	Le Mans.. 38 75
Angers... 38 50	Lille..... 40 »	Lyon..... 32 50	Marseille. 37 »
Bayonne.. 38 50			Metz..... 40 »
Bordeaux. 35 »	**MODÈLE DE LA CAPSULE**		Montpellier 38 25
Bourges.. 34 50	Scellant chaque bouteille d'Eau de		Nancy.... 40 »
Brest..... 44 »	VICHY des sources de l'Etat		Nantes... 39 »
Caen..... 39 »			Orléans... 36 »
Calais.... 39 75			Périgueux. 38 »
Colmar... 40 »			Reims.... 39 »
Dijon.... 36 50			Rennes... 40 »
Dunkerque 39 75			Rouen.... 38 50
Epernay.. 37 50	1866		St-Etienne 34 50
Evreux... 38 50			Strasbourg 38 »
Havre.... 38 »			Toulouse.. 38 50
			Tours.... 37 25

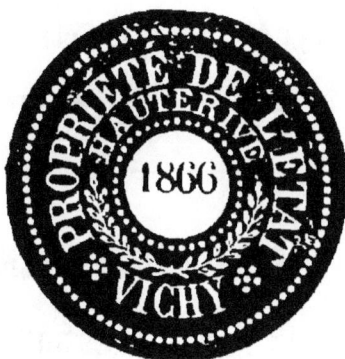

NOTA.— Dans les villes ou les Eaux minérales sont soumises à l'octroi. le prix de l'octroi est à ajouter.

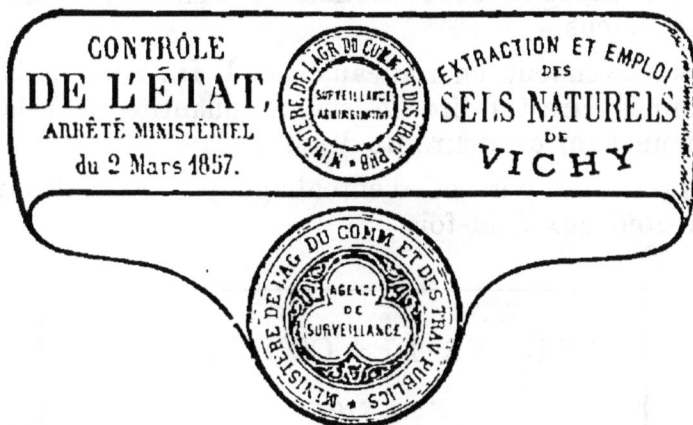

BAINS DE VICHY
CHEZ SOI

Ces bains sont préparés avec les Sels de Vichy extraits des Eaux et contrôles par l'Etat. Le bicarbonate de soude du commerce ne saurait en tenir lieu.

———

L'usage simultané de ces sels avec l'eau minérale naturelle en boisson peut rendre, sous la direction d'un médecin, de très-grands services aux malades que leurs occupations, leurs infirmités ou les trop grandes distances tiennent éloignés de Vichy, mais ne peut jamais remplacer le traitement sur place.

Ces sels se trouvent dans les succursales et dépôts de la Compagnie concessionnaire, et chez les principaux pharmaciens.

Ils se vendent en rouleaux de 1 fr., contenant 250 grammes, c'est-à-dire la même quantité de sels que dans un bain ordinaire de Vichy.

Franco de port et d'emballage par 20 rouleaux ou demi-rouleaux à la fois.

SE DÉFIER DES CONTREFAÇONS
ET EXIGER LE
CONTROLE DE L'ÉTAT

Ces sels n'attaquent point l'étamage des baignoires.

PASTILLES DIGESTIVES DE VICHY

FABRIQUÉES PAR L'ÉTABLISSEMENT THERMAL

SOUS LE

CONTROLE DE L'ETAT

Les Pastilles de Vichy jouissent d'une réputation qui devient tous les jours plus grande. Cette réputation est justifiée par leur efficacité dans les cas si fréquents de digestions difficiles, pénibles, laborieuses.

Les Pastilles de l'Établissement thermal de Vichy sont préparées à Vichy avec les SELS MINÉRAUX NATURELS EXTRAITS DES SOURCES, sous la **Surveillance** et le **Controle de l'Etat.** Elles forment un Bonbon d'un goût agréable, aident à l'action des Eaux minérales, et sont d'un effet certain contre les aigreux et les digestions pénibles. Elles soulagent les estomacs paresseux en saturant les acides des voies digestives.

Ces Pastilles sont aromatisées à la Menthe, au Citron, à la Vanille, à la Rose, au baume de Tolu, à la fleur d'oranger, à l'Anis; elles se vendent aussi sans parfum.

Conserver dans un lieu sec et chaud. Eviter l'humidité.

DOSE, 6 A 8 AVANT ET APRÈS LE REPAS

Boîtes de 1 et 2 fr.

La Boîte de 500 grammes, 5 francs.

FRANCO DANS TOUTE LA FRANCE.

VICHY

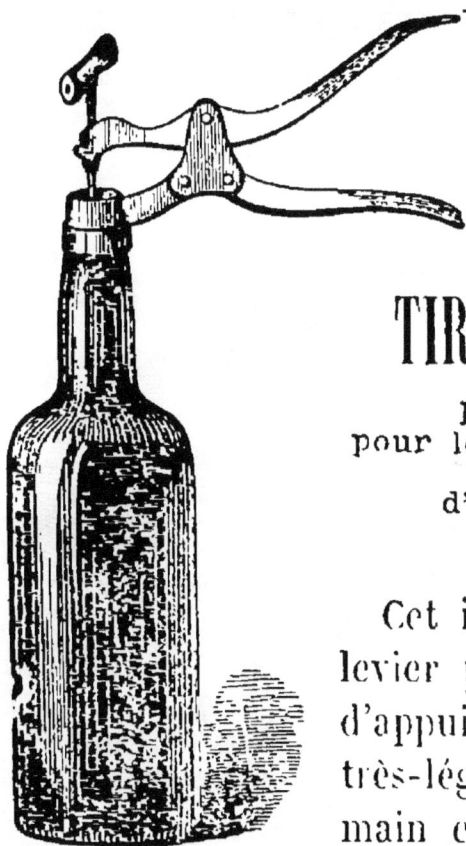

PRIX:

5 FR.

TIRE-BOUCHON

Indispensable
pour le débouchage des
bouteilles
d'eau minérale

———

Cet instrument est un levier prenant son point d'appui sur le goulot. Une très-légère pression de la main enlève le bouchon sans effort et sans secousse, et le liquide n'est pas mis en mouvement.

Il s'expédie dans les caisses d'eau ou par la poste, *franco*, moyennant l'envoi de la somme en timbres ou mandat de poste.

ENVELOPPES EN PAILLE

POUR EMBALLER LES BOUTEILLES

Moyennant un supplément de 1 fr par caisse.

Cette enveloppe en paille est employée par la Compagnie fermière sur la demande d'un grand nombre de consommateurs, et offre de nombreux avantages.

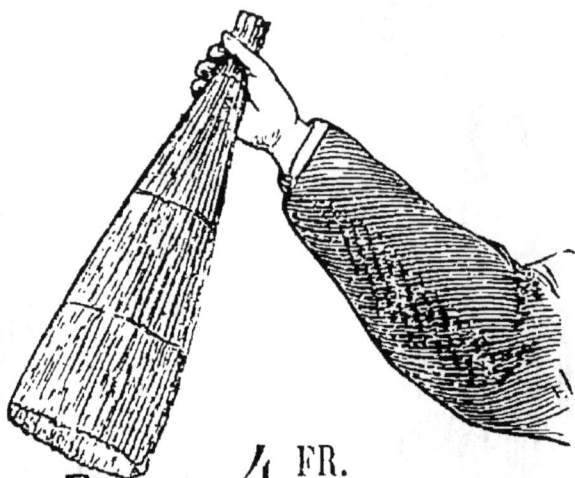

4 FR.
LE CENT
EN GARE
A VICHY

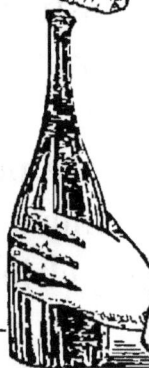

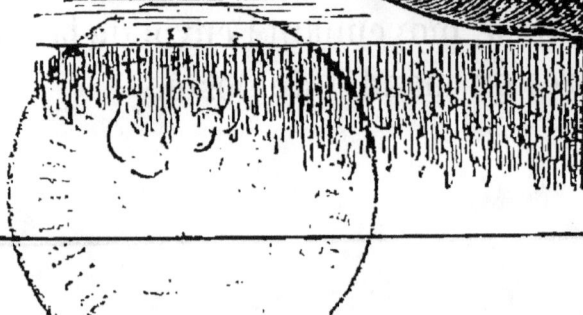

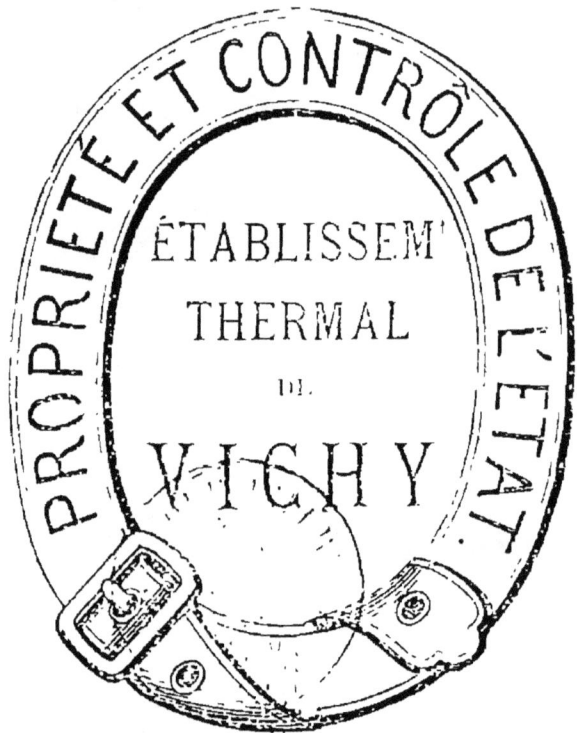